AF503449

LA
SULFHYDROMÉTRIE

ET

SES DIVERSES APPLICATIONS

(Réponse à M. le professeur E. FILHOL)

PAR

LE DOCTEUR F. GARRIGOU

DE TARASCON (ARIÉGE)

Médecin consultant aux eaux d'Ax (Ariége)
Membre de plusieurs Sociétés savantes françaises et étrangères

MÉMOIRE PRÉSENTÉ A L'ACADÉMIE DE MÉDECINE

DANS LA SÉANCE DU 12 OCTOBRE 1868

PARIS

J.-B. BAILLIÈRE et FILS, LIBRAIRES-ÉDITEURS
RUE HAUTEFEUILLE, 19

TOULOUSE

H. DELBOY, ÉDITEUR-LIBRAIRE | GINET, ÉDITEUR-LIBRAIRE
RUE DE LA POMME | RUE DES BALANCES

1868

PRÉFACE

A la suite d'une contestation qui s'était élevée entre M. le professeur Filhol et moi, devant le jury de l'Exposition universelle de 1867, j'ai dû exposer au grand jour, avec une exactitude rigoureuse, les procédés et la conduite de mon savant contradicteur. Pour se venger de ce que j'avais divulgué ses torts envers moi, M. Filhol a ouvertement déclaré qu'il voulait me poursuivre pendant toute sa vie, et il a commencé son œuvre en abusant de l'autorité de son nom pour me porter préjudice dans ma clientèle.

Il m'a attaqué sans motif, à propos de mes recherches chimiques sur les eaux minérales des Pyrénées, au sein d'une Société savante (la Société de médecine de Toulouse) devant laquelle il savait que je ne pouvais me défendre,

car je n'ai pas l'honneur d'en être membre. Dans un mémoire que publie le bulletin de cette Société, M. Filhol a
cherché à persuader à ses auditeurs et à ses lecteurs que
j'étais « un *ignorant* ou un homme *sans bonne foi* (1) ».

Il a jugé d'une manière injuste et peu généreuse, en les
dénaturant, les *travaux inédits* d'un de mes savants col-
laborateurs, feu Louis Martin, ingénieur des mines, préma-
turément enlevé à la science et à l'affectueuse estime de
ses maîtres.

Pendant la saison thermale qui vient de s'écouler,
M. Filhol a fait distribuer aux étrangers venus à Ax, par
un médecin exerçant comme moi la médecine dans cette
localité, le docteur Sicre, la brochure dans laquelle il a
cherché à me nuire dans l'esprit de mes malades.

Un établissement nouvellement créé à Ax, le *Modèle*,
dans lequel le professeur de Toulouse supporte qu'on invoque son nom pour soutenir des inexactitudes, — inexactitudes que je combats et que je combattrai toujours,
quoi qu'il en puisse coûter, dans l'intérêt de la station et
des baigneurs, — s'est aussi chargé de répandre son
pamphlet scientifique.

J'ai les preuves certaines de tout ce que je viens
d'avancer.

____

(1) Il est vrai que, dans une note incisive et à deux faces, il a essayé, mais
en vain, de se mettre à l'abri du reproche qu'il mérite.

Puisque mon ancien maître veut poursuivre ses atta-
ques et sa vengeance en méconnaissant les lois d'une lutte
scientifique et loyale, mon devoir est de ne pas me retirer.
Je me défendrai jusqu'au bout, sans jamais me départir
des convenances et de la loyauté que j'ai constamment observées dans nos différends.

Ne cherchant qu'à me défendre et à faire luire la vérité,
j'en réfère avec confiance au jugement de mes confrères.

LA

MÉTHODE SULFHYDROMÉTRIQUE

ET

SES DIVERSES APPLICATIONS

Dans une communication que j'eus l'honneur de faire dans le mois de mai 1868 à la Société d'hydrologie de Paris, j'avais eu à combattre quelques faits avancés par un savant chimiste, M. Lefort.

Depuis la publication de mon travail, un ancien maître, M. le professeur Filhol, *pour la science duquel j'ai constam-- ment montré une déférence à laquelle j'aurais été bien coupable de manquer*, s'est cru obligé de prendre deux fois la plume pour combattre mon travail au sein d'une société savante à laquelle je n'appartiens pas (la Société de médecine de Toulouse) et dans laquelle il ne m'était pas possible de lui répondre.

Je ne puis cependant rester sous l'accusation « d'ignorance ou de manque de bonne foi » qui m'a été portée par le professeur de Toulouse. Je ne puis pas non plus laisser sans réponse les reproches tardifs et inopportuns que le même savant adresse à mon ami regretté, Louis Martin, au sujet de travaux que M. Filhol lui-même avait approuvés et comblés d'éloges à l'Académie des sciences de Toulouse, alors que le savant ingénieur, vivant encore en 1863, lui en avait communiqué les résultats inédits.

En gardant les convenances et la dignité dont M. Filhol aurait pu me donner l'exemple, j'espère arriver à réfuter toutes ses assertions et à faire profiter la science d'une discussion hydrologique offrant à plusieurs égards un intérêt réel.

Je ferai d'abord remarquer à M. Filhol que je n'ai dit ni écrit nulle part, ainsi qu'il m'accuse de l'avoir fait (1), « que les eaux de Baréges contiennent du sulfure de calcium ».

Le mémoire que j'ai lu à l'Académie de médecine le 14 mai 1867 et qu'il invoque peut le lui prouver.

Ce mémoire est imprimé et M. Filhol le possède.

J'étais au contraire très-fondé dans ce même travail à dire que M. Filhol avait probablement voulu faire une pure hypothèse en avançant, soit dans son *Traité des eaux des Pyrénées*, soit dans sa *Monographie des Eaux-Bonnes*, que les sources de cette station étaient formées par des eaux sulfurées sodiques contenant des traces de sulfure de calcium. La géologie ne m'avait point permis d'admettre cette affirmation du professeur de Toulouse. Je suis heureux de me trouver d'accord à ce sujet avec MM. Mialhe et Lefort, qui considèrent aussi, contrairement à M. Filhol, les Eaux-Bonnes et les Eaux-Chaudes comme sulfurées calciques.

Peu conséquent avec lui-même, M. Filhol n'est pas non plus aujourd'hui du même avis qu'autrefois sur les eaux de Luchon et sur celles d'Ax.

Il y a quelques années, en effet, les sources de ces deux stations étaient pour lui des types d'eaux sulfurées sodiques ;

____

(1) *Revue médicale de Toulouse*, n° 5, p. 133. 1868.

depuis quelques mois à peine, par un changement d'opinion
subit et fort singulier, les choses ne se passeraient plus de
même. *Les Eaux d'Ax et de Luchon contiendraient du sulfure de calcium au nombre des éléments qui les minéra-
lisent* (1). Je me garderais de rejeter sans la discuter cette
nouvelle opinion. M. Filhol n'aurait pas dû se contenter de
signaler son hypothèse, car j'ose croire qu'il a voulu borner
à cela ce qu'il vient de dire sur Ax et Luchon : il aurait dû
donner une démonstration chimique de sa nouvelle théorie.
Puisqu'il a cru inutile d'appuyer l'autorité de son opinion
sur des faits, essayons de voir, avec les analyses mêmes du
savant professeur, si réellement le sulfure de calcium peut
exister dans ces sources.

Remarquons d'abord, pour Luchon, combien les sources sont
riches en silice en excès. Toutes celles que le savant chimiste
toulousain a analysées en contiennent : la quantité de celle
renfermée dans l'eau de la grotte s'élève même à $0^{gr},0499$
par litre. Supposons dans ces eaux très-chaudes et très-siliceuses, comme le veut M. Filhol, l'existence d'une certaine
quantité de sulfure de calcium en présence d'un sulfure alcalin, le sulfure de sodium. Il se formera, d'après les lois de
Berthollet, du silicate de chaux principalement qui se précipitera, et le sulfure de calcium ainsi transformé ne pourra
plus exister dans l'eau; celle-ci ne contiendra que du sulfure
de sodium, du silicate de soude et de l'acide sulfhydrique
libre provenant de la transformation du sulfure de
calcium.

M. Filhol me répondra, je le sais, que les Eaux-Bonnes (2)

____

(1) *Revue médicale de Toulouse*, n° 5, p. 138. 1868.

(2) Ces Eaux sont, d'après moi, je viens de le dire, sulfurées calciques en
grande partie.

ne comportent pas un pareil raisonnement, puisque ces eaux contiennent de la silice libre et du sulfure de calcium. Malgré l'autorité si considérable de M. Filhol, je n'hésite pas à discuter ses analyses de Bonnes et à montrer qu'elles sont inexactes, soit dans les quantités de certains éléments trouvés, soit dans la façon dont il a groupé ces éléments.

Je dirai tout d'abord que les conditions des Eaux-Bonnes ne sont plus les mêmes que celles de Luchon et d'Ax. Les réactions qui ont lieu dans ces sources sont dues principalement à la température élevée de l'eau. A Bonnes, en effet, l'eau la plus chaude est relativement froide (37° 75) et la décomposition des sulfures par la silice, avec production d'acide sulfhydrique libre et d'un silicate, ne peut avoir lieu, à cause de la température peu élevée, d'après M. Filhol lui-même (1). Par conséquent, la présence de la silice libre à Bonnes n'infirme en rien l'existence simultanée des sulfures dans ces eaux. Du reste, je crois, avec feu Louis Martin, que l'absence de l'acide sulfhydrique libre et la persistance des sulfures en présence de la silice libre peut aussi se rattacher, en dehors de la température peu élevée, « à certaines relations atomiques que l'on n'a pas encore réussi à mettre en évidence dans la constitution des eaux sulfureuses » (2).

Une série d'expériences faites par M. Filhol et citées par

(1) *Traité des eaux minérales des Pyrénées*, p. 329.

(2) Ceci m'amène à émettre une idée que je ne donnerai pas comme nouvelle, mais comme presque inconnue. Je ne serais pas éloigné, pour ma part, d'attribuer l'acide sulfhydrique de certaines sources sulfureuses à l'existence primitive dans ces sources de sulfure de silicium. Ainsi les eaux d'Ax, de Luchon, d'Amélie-les-Bains, etc., qui contiennent des quantités notables d'acide sulfhydrique, pourraient bien devoir ce composé sulfureux à la transformation du sulfure de silicium en hydrogène sulfuré et en acide silicique, aux dépens de l'eau chaude. A son tour, cet acide silicique dissous dans l'eau agirait sur le sulfure alcalin fixe et soluble, et produirait toutes les transfor-

lui (analyse des eaux minérales de Bonnes de 1861, pages
6 et 7) vient encore montrer l'impossibilité du fait que le
professeur de Toulouse a avancé et que je discute : l'existence du sulfure de calcium dans les eaux d'Ax et de Luchon.
En effet, il résulte des expériences dont je parle : 1° que le
sulfure de calcium, en présence du sulfate de soude, donne
du sulfure de sodium et du sulfate de chaux avec des traces
de sulfure de calcium ; 2° que le sulfure de sodium et le sulfate de chaux, mis en présence, réagissent à peine l'un sur
l'autre, le sulfure de sodium reste toujours sulfure de sodium et il ne se fait jamais que des traces de sulfure de calcium. Par conséquent, les expériences conçues et exécutées par M. Filhol lui-même en 1861 indiquent de la façon
la plus formelle que les faits annoncés par ce savant en 1868,
à la Société de médecine de Toulouse (1), non-seulement
sont exagérés et inexacts, mais qu'ils constituent une
pure hypothèse gratuitement invoquée pour le besoin d'une
cause.

Mais continuons la discussion des analyses de Bonnes, faites
par M. Filhol. La science possède deux de ses analyses de
la source Vieille, exécutées à deux ans de distance, l'une en
1859, l'autre en 1861 (2).

Pour montrer les incompréhensibles différences qui exis-

---

mations de ce sulfure, décrites dans tous les ouvrages spéciaux d'hydrologie.

L'étude de Geysers d'Islande, dont les eaux contiennent de l'acide sulfhydrique et déposent de la silice, permet de faire une semblable supposition
pour certaines sources des Pyrénées.

Du reste, la quantité de silice propre à chaque groupe de sources, ainsi que
je l'ai vérifié avec Louis Martin, varie dans des proportions atomiques défi-
nies et concordant avec la classification géologique que j'ai donnée.

(1) *Revue médicale de Toulouse*, n° 5, p. 138 ; 1868.

(2) Filhol, *Analyse des eaux de Bonnes*. 1861, p. 13.

tent entre les chiffres fournis par ces deux analyses, je les transcris sous forme d'un tableau, dont l'inspection suffira seule pour montrer l'inexactitude évidente des résultats, soit dans un cas, soit dans l'autre.

SUBSTANCES.	SUR UN KILOGR. 1861.	SUR UN KILOGR. 1859.
	Gr.	Gr.
Sulfure de sodium	0,0214	0,0210
Sulfure de calcium..............	traces	traces
Chlorure de sodium.............	0,2640	0,2640
Chlorure de calcium............	traces	
Sulfate de soude................	0,0277	traces
Sulfate de chaux................	0,1644	0,1750
Sulfate de potasse..............		traces
Sulfate de magnésie............	traces	traces
Silicate de soude.	traces	0,0350
Borate de soude	traces	
Ammoniaque....................	0,0005	
Phosphate de chaux............	traces	
Iodure de sodium..............	traces	
Phosphate de magnésie.........	traces	
Fer	traces	
Matière organique..............	0,0480	
Silice en excès.................	0,0500	0,0320
Florure de calcium.............	traces	
Total..........	0,5760	0,5710

Bien que j'aie pu suivre les inégalités de composition de certaines sources sulfureuses, surtout de celles d'Ax, suivant les époques, suivant les temps plus ou moins pluvieux, je n'ai jamais pu constater des écarts de composition aussi considérables que ceux indiqués par ces analyses.

Comment M. Filhol pourra-t-il expliquer que dans un cas, par exemple, les Eaux-Bonnes aient pu contenir du sulfate de soude, du silicate de soude, etc....., et dans l'autre cas n'en plus contenir que des traces ? Comment encore interpréter la constance des quantités de sulfure, de chlorure, de sulfate de chaux, et la variation énorme et simultanée des autres éléments, de 0 à 0,0310? Il faut absolument qu'il y ait eu, dans l'une ou dans l'autre de ces analyses, des erreurs énormes soit de dosage, soit de groupement, ou bien des erreurs volontaires de chiffres, pour faciliter, suivant la théorie à soutenir, le groupement supposé de telles ou telles substances entre elles. Pourquoi y a-t-il dans un cas de la potasse, et pourquoi dans l'autre n'y en a-t-il pas?

Si je calcule encore la quantité de chaux qui revient au sulfate, je trouve, ainsi que l'a dit M. Filhol dans son analyse de 1861, qu'il faut exactement les $0^{gr}0677$ de chaux pour faire les $0^{gr}1644$ de sulfate de chaux indiqués dans l'analyse.

Je me demande alors, puisque toute la chaux trouvée a été employée par M. Filhol pour faire du sulfate de chaux, pourquoi il se fait que l'analyse a montré au savant chimiste des traces, 1° de sulfure de calcium, 2° de chlorure de calcium, 3° de phosphate de chaux, 4° de fluorure de calcium ? Ces traces, quelque peu considérables qu'elles soient, ne peuvent pas être une illusion, puisque pour signaler ces précipités, il faut au moins les avoir vus; on ne doit point se contenter d'en supposer l'existence. Le dosage séparé de la chaux n'ayant fourni que juste la quantité nécessaire pour faire le sulfate, il s'ensuit ou que ce dosage a été inexact, puisqu'il n'y a pas un excès de chaux, quelque léger qu'il soit, pour supposer cette substance unie à quatre autres substances différentes, ou bien que M. Filhol a donné encore, pour ce point de l'analyse, un résultat purement de fantaisie.

Examinons encore ce qui se passe au sujet du silicate de soude dans les deux analyses du savant professeur. Dans la première analyse de 1859, M. Filhol a trouvé $0^{gr}0310$ de

silicate de soude. Je regarde comme impossible de montrer
dans les Pyrénées une source dont le degré alcalimétrique
ait pu, dans l'espace de deux ans, être réduit à 0. Or, si la
source Vieille de Bonnes contenait en 1859, $0^{gr},0310$ de silicate
de soude, il est de toute impossibilité que le degré alcalimétrique ait pu être 0 en 1861. C'est cependant ce résultat
que nous fournit M. Filhol. Il est donc incontestable que le
dosage du silicate de soude de 1859, ou le degré alcalimétrique de 1861 est faux. Si j'avais commis une erreur aussi
monstrueuse, mon ancien maître, ainsi qu'il l'a déjà fait
plusieurs fois, n'aurait pas manqué de me dire que je suis
un chimiste inhabile et sans expérience. Je me contenterai
de dire à M. Filhol que s'il s'était donné la peine de prendre
le degré alcalimétrique de 1859, il est probable qu'il aurait
évité, dans sa première analyse, une erreur bien plus considérable qu'aucune de celles qu'il m'a si rigoureusement et si
injustement reprochées dans son mémoire à la Société de médecine de Toulouse.

Dans la seconde analyse, M. Filhol s'efforce de montrer
qu'il n'y a dans l'eau de la source Vieille que des traces in-
finitésimales de sel alcalin », à moins qu'on préfère considérer l'eau comme contenant de l'acide sulfhydrique libre,
dit-il (1), le sodium du sulfure supposé ayant servi à faire
du silicate de soude. Ceci est encore complétement impossible, puisque le degré alcalimétrique est très-faible (2) d'après
le dernier dire de M. Filhol lui-même ; si le silicate de soude
existait, il faudrait absolument trouver un certain degré d'alcalinité à l'eau.

Mais il y a pourtant un certain degré d'alcalinité dans

(1) *Analyse des eaux minérales de Bonnes,* p. 13 ; 1861.
(2) *Ibid.,* p. 5 ; 1868.

l'eau de la source Vieille de Bonnes; car l'essai sulfhydrométrique ne donne pas le même résultat dans les cas où l'on opère avec addition de chlorure de baryum ou sans addition de la même substance; et l'on sait que c'est M. Filhol qui a établi l'usage du chlorure de baryum *pour se débarrasser des sels alcalins* qui peuvent gêner un essai alcalimétrique.

Il est vrai que M. Filhol a trouvé, ainsi qu'il l'indique (1), qu'un litre d'eau de la source Vieille, à son griffon, absorbe, avant comme après l'addition du sel barytique 0^g,070 d'iode; mais d'un autre côté, Louis Martin et moi avons trouvé, dans maintes analyses, répétées plus de 200 fois par le premier de nous, que l'essai sulfhydrométrique brut indiquait une absorption de 0,070 par litre, et qu'après l'addition du chlorure de baryum, ce même litre d'eau n'absorbait plus que 0,065 de la même liqueur iodée. Quelque petite qu'elle soit, il y a donc une certaine quantité de sel alcalin dans un litre d'eau de la source Vieille de Bonnes.

Ainsi M. Filhol a fait à ce sujet une nouvelle erreur, n'ayant pas une très-grande importance, si l'on veut, mais permettant de douter encore une fois de l'exactitude des dosages faits par le savant professeur.

Ainsi, je crois prudent de considérerle travail de M. Filhol sur Bonnes comme étant complétement à refaire, et je n'hésite pas à dire qu'on peut considérer, d'après les travaux de MM. Mialhe et Lefort, ainsi que d'après mes recherches, les Eaux-Bonnes comme sulfurées calciques, contrairement à M. Filhol, qui en fait un type de sources sulfurées sodiques avec traces impondérables de sulfure de calcium.

J'arrive maintenant à la discussion des procédés sulfhydrométriques dans les analyses des eaux sulfureuses, et je

____

(1) *Analyse des eaux minérales de Bonnes*, p. 5; 1868.

prétends encore, pour la seconde fois, que *pour le moment*
la sulfhydrométrie, telle que l'a modifiée M. Filhol, est le
moyen le plus simple et le plus sûr de bien étudier les divers
états de sulfuration d'une source (1). M. Lefort me combattra
sans doute, parce que ceci est contraire à son opinion, et
M. Filhol, qui a voulu se détacher de moi, même lorsque j'ai
défendu ses procédés, ne redoutera point de se contredire
lui-même en cherchant à prouver que j'ai eu tort de préco-
niser l'emploi de sa liqueur aqueuse d'iode. Néanmoins, la
vérité sur ce sujet ressortira, je l'espère, de l'exposé des étu-
des comparatives faites par Louis Martin de la composition
de l'eau sulfureuse de Bonnes prise à la source, dans les bassins, puis enfin dans les baignoires.

« Malheureusement, dit M. Filhol (2), le procédé de Martin
» (pour cette étude) ne comporte pas la moindre exactitude
» dans la majeure partie des cas. »

Louis Martin n'avait laissé que des notes inédites que tout
le monde, et M. Filhol surtout, croyait à jamais perdues.
Après avoir cherché pendant plusieurs années, j'ai pu me
procurer quelques-uns des cahiers dans lesquels étaient
ébauchés des travaux que nous devions publier ensemble, et
les notes sur les Eaux-Bonnes, notes aussi correctes, aussi
nettes que possible.

Ces notes n'ont jamais été publiées, et L. Martin n'avait
fait, dans le temps, que les communiquer oralement à
M. Filhol. Ce savant avait fait l'éloge du résultat à l'Académie des sciences de Toulouse (3) en modifiant, ainsi que

---

(1) L'emploi du nitro-prussiate de soude, préconisé par M. Maxwell-Lyte,
présente de nombreux inconvénients dans la sulfhydrométrie.

(2) *Revue médicale de Toulouse*, n° 8, p. 226; 1868.

(3) *Mémoir. de l'Acad. des sc. de Toulouse*, 1863.

Martin l'avait prévu, le procédé opératoire pour certaines sources. M. Filhol, en reconnaissant que Martin est l'inventeur de la nouvelle méthode, n'a pas eu la patience d'attendre que le savant ingénieur l'ait fait connaître. Il a voulu faire la publication avant celui auquel elle revenait de droit. Aujourd'hui que mon ami si regretté ne peut plus se défendre et que M. Filhol croit ses notes à jamais perdues, il cherche à condamner un travail qu'il ne connaît que par ce qu'a pu lui dire Martin, un travail dont il a fait ailleurs l'éloge, un travail qui n'est jamais sorti des mains du savant ingénieur qu'à l'état de notes manuscrites. Par ce procédé, que je laisse aux vrais savants et aux hommes de cœur le soin de qualifier, M. Filhol n'a cherché qu'une occasion nouvelle de me reprocher injustement une erreur, puisque je signale aussi l'exactitude des recherches de L. Martin.

Le hasard a conduit dans mes mains, depuis peu de temps, quatre cahiers de notes de mon ami. J'ai pu y reconstruire une bonne partie de toutes les recherches et des découvertes de L. Martin aux Eaux-Bonnes en 1861 et 1862. Puisse la peine que m'a donnée la compulsion de tous ces matériaux être pour la mémoire du regretté savant un témoignage bien faible de l'amitié qui nous avait unis.

Pour montrer que, dans une circonstance aussi grave, la vérité ne peut souffrir de l'accusation d'erreur et d'inexactitude infligée par M. Filhol à Louis Martin, je m'empresse de déclarer ici que *les notes du savant ingénieur sont à la disposition de tout jury ou de toute société savante qui voudrait vérifier l'exactitude de mes assertions qui désirerait se renseigner sur la valeur des reproches dont M. Filhol a voulu accabler Louis Martin trois ans après la mort de ce dernier.*

Et d'abord, établissons la question que s'était posée Louis Martin :

« *Dans le cas particulier des Eaux-Bonnes, peut-on déterminer exactement la nature et la proportion des sels sulfureux contenus dans l'eau sulfureuse dégénérée ?*

« Je crois avoir résolu cette question d'une manière com-
» plète, écrivait Martin, par la simple discussion d'un grand
» nombre d'analyses sans autres données que celles des essais
» sulfhydrométriques comparés à la composition initiale de
» la source. »

Il n'avait pas considéré le problème du dosage direct de ces sels comme insoluble. Bien que ses expériences fussent encore incomplètes en 1863, il m'avait indiqué une méthode particulière pour l'appliquer à ces recherches. Cette méthode je la ferai connaître plus tard ; son explication m'entraînerait hors du sujet actuel.

Quoi qu'il en soit, Martin est arrivé à établir suffisamment les propositions suivantes *pour les Eaux-Bonnes :*

1° Il ne se dégage point de soufre à l'état d'acide sulfhydrique.

2° Tout le soufre du monosulfure de sodium passe sous l'influence d'un air limité, à l'état de bisulfure de sodium et d'hyposulfite de soude.

3° Il ne se forme jamais de sulfite ou de polysulfure d'un degré plus élevé que le bisulfure.

Ces trois propositions sont contenues implicitement dans une seule formule qui représente avec une exactitude absolue les résultats de nombreux essais.

« Je mesure d'abord la sulfuration de la source, écrit
» Martin, et je calcule la quantité de soufre contenue à l'état
» de sulfure de sodium ; je la représente par **S**.

» D'après l'iode absorbé par l'eau altérée, après désulfu-
» ration par l'acétate de zinc, je calcule la quantité de soufre
» correspondante en supposant qu'il soit en totalité à l'état
» d'hyposulfite; c'est-à-dire en supposant que l'eau ne ren-
» ferme pas de sulfite; je la représente par Z.

» Enfin, d'après l'iode absorbé par les *sulfures seuls*, je
» calcule le soufre correspondant comme s'il était à l'état de
» monosulfure; je représente le résultat par s et j'appelle x
» le rapport qui existe entre les nombres d'équivalents de
» soufre et de sodium contenus dans les sulfures, de telle
» sorte que sx représente le poids réel de soufre contenu
» dans le même sulfure.

» S'il est vrai qu'il ne se dégage point de soufre à l'état
» d'acide sulfhydrique, aux Eaux-Bonnes, on aura : $z + sx = S.$
» — Or, l'expérience donne invariablement $x = 2$, quel que
» soit le degré d'altération de l'eau considérée, c'est-à-dire
» quelle que soit la proportion relative d'hyposulfite et de
» polysulfure.

» *En d'autres termes, la somme du soufre contenu à*
» *l'état d'hyposulfite et du double du soufre indiqué pour*
» *les sulfures par l'essai sulfhydrométrique reproduit*
» *constamment le soufre total de la source, à un dixième*
» *de milligramme près.*

» Les réactions se passent donc comme si l'eau ne conte-
» nait qu'un mélange de bisulfure de sodium et d'hyposulfite
» de soude. Il est évident que ce résultat pourrait se pro-
» duire fortuitement, lors même que telle ne serait pas la
» composition réelle de l'eau. Mais si cette loi se vérifie dans
» un grand nombre d'essais, et pour les proportions très-
» variées de bisulfure et d'hyposulfite, elle ne peut être que
» l'expression d'un fait chimique constant.

» Il faut bien remarquer que, si l'eau renfermait une pro-
» portion quelconque de sulfite, la quantité d'iode absorbée
» par ce sel étant quatre fois plus élevée que celle qui cor-
» respond à l'hyposulfite, l'erreur venant de ce côté serait
» considérable ; la valeur attribuée à z serait trop forte ; on
» devrait donc retrouver une somme plus forte que le soufre
» total de la source, *à moins qu'une partie du soufre ne se*
» *fût dégagée à l'état d'acide sulfhydrique. Or, on sait qu'il*
» *ne se dégage point d'acide sulfhydrique aux Eaux-Bonnes,*
» en proportions appréciables, sans quoi les réservoirs et les
» caniveaux contiendraient certainement des croûtes et des
» cristaux de soufre qui n'ont jamais été observés aux Eaux-
» Bonnes. De plus, il faudrait admettre que cette compensa-
» tion des deux erreurs a lieu, quelles que soient les valeurs
» relatives de S et z, ce qui est contraire à toutes les lois de
» la probabilité.

» On pourrait encore objecter que l'eau peut contenir un
» peu de sulfite, si l'on suppose une partie du soufre à l'état
» de monosulfure, ce qui revient à diminuer la valeur de x ;
» mais, en outre de la supposition impossible de la compen-
» sation, cette objection mérite à peine qu'on s'y arrête ; car
» on ne peut raisonnablement admettre qu'une partie du
» soufre soit arrivée à un état d'oxydation aussi avancé,
» tandis qu'une autre reste sous la forme d'un sel éminem-
» ment oxydable. »

Avant d'arriver aux chiffres, il est nécessaire de donner
quelques indications sur les sources essayées et sur l'installa-
tion des réservoirs ; sans cela, l'intelligence des résultats
serait incomplète.

Les expériences de L. Martin ont porté sur la source *Vieille*,
et sur la source d'*En-bas*.

1° La source Vieille, captée dans de bonnes conditions, alimente la célèbre buvette de l'établissement. Elle offre au robinet une composition *sensiblement* la même que celle du griffon.

La quantité de monosulfure par litre n'est pas tout à fait constante. Elle offre de légères variations qui paraissent suivre le cours des saisons. Les variations extrêmes observées par L. Martin à la source Vieille sont, pour le soufre, $0^g,0084$ et $0^g,0090$; pour le sel sulfureux calculé comme monosulfure de sodium, $0^g,0205$ et $0^g,0219$.

Les chiffres adoptés par M. Filhol de $0^g,0088$ de soufre et $0^g,0215$ de monosulfure, représentent assez bien l'état moyen de sulfuration de la source.

Les autres sources des Eaux-Bonnes offrent des variations analogues. Elles ont toutes des sulfurations peu différentes. Martin avait observé que leurs variations annuelles étaient simultanées.

Les températures extrêmes de la source obtenues par Martin sont (au griffon) $30°8$ et $32°4$.

La source Vieille alimente seule la buvette et l'embouteillage. L'excédant est déversé dans un réservoir de forme compliquée, qui reçoit en outre quelques griffons très-petits dont la sulfuration est à peu près la même que celle de la source Vieille. Ce réservoir fournit l'eau aux bains de gauche.

2° La source d'*En-bas* a une température de 30 degrés. M. Filhol a adopté pour la sulfuration les chiffres suivants : soufre $0^g,0068$ et pour le sulfure $0^g,0165$. Les essais de Martin lui ont fourni des chiffres plus élevés.

Cette source est captée dans le mur même de son réservoir où elle se déverse directement. Martin construisit un second bassin en 1862 à côté de l'ancien, car ce dernier avait un volume insuffisant pour le débit de la source. Ces réservoirs fournissent l'eau aux bains de droite.

L'eau sulfureuse qui provient de ces réservoirs n'est pas assez chaude pour que l'on puisse s'y baigner. De tout temps, les bains ont été préparés à l'aide d'une addition d'eau sulfureuse artificiellement chauffée.

A l'époque où Martin fut appelé à s'occuper des établissements des Eaux-Bonnes, on se servait, pour le chauffage des bains, de la *source Supérieure* qui était reçue en pression dans une chaudière ouverte en cuivre et portée à la température de 80 à 90 degrés.

L'eau ainsi chauffée était entièrement désulfurée; elle entrait pour un quart environ dans le volume du bain. Martin fit modifier cet aménagement, sans empêcher cependant la désulfuration.

Il utilisa la *source Froide* ou *source du Bois* sur la rive gauche de la Sourde pour alimenter les baignoires d'eau chaude. Il conduisit l'eau dans une chaudière à double circulation, réglant elle-même son alimentation et distribuant l'eau aux bains sous une forte pression. Ce procédé, que Martin avait été obligé de subir en partie, ne lui convenait pas complétement.

Quelque étendus qu'aient été ces derniers détails, ils sont utiles à connaître.

Je vais aborder maintenant les expériences faites par Martin et donner les résultats numériques.

1° RÉSERVOIR DE LA SOURCE VIEILLE.

1° *Eau de la source.* — Température, 32°,1.

Iode absorbé par litre.................. 0 ^{gr},0712
Correspondant à soufre à l'état de monosulfure. 0   ,0089

2° Eau du réservoir prise au robinet de la baignoire n° 7, à la température de 26°, le réservoir étant seulement aux deux tiers plein.

Iode absorbé par litre....................	0 ^{gr},0375
— avec chlorure de baryum...............	0 ,0332
— après désulfuration par acétate de zinc.	0 ,0024

D'où l'on conclut :

Iode absorbé par le silicate ou le carbonate de soude........................	0 ,0043
Iode absorbé par l'hyposulfite.............	0 ,0024
— les sulfures.............	0 ,0308

Si l'on calcule le soufre correspondant à l'hyposulfite, on aura :

(*a*) Soufre à l'état d'hyposulfite...........	0^{gr},0012
(*b*) Soufre équivalent à l'iode des sulfures...	0,00385
(*c*) Double du chiffre précédent (*b*)........	0 ,0077
Somme de *a* et *c*........	0 ,0089

c'est-à-dire qu'on retrouve exactement le soufre total de la source, ainsi que Martin l'avait prévu.

2° EAU DE LA SOURCE D'EN-BAS.

L'eau a été prise dans le réservoir auxiliaire. La pierre du regard a été enlevée dans la journée, afin de provoquer une altération plus profonde. L'essai a été fait par Martin, à dix heures du soir, au robinet de la baignoire n° 1 sur l'eau à la température de 29 degrés, le réservoir étant à moitié plein. Martin profita du moment où le réservoir était vide ou à peu près pour faire l'essai de la source.

1° *Eau de la source.*

Iode absorbé par litre....................	0^{gr},0700
Correspondant à soufre à l'état de monosulfure............................	0 ,00875

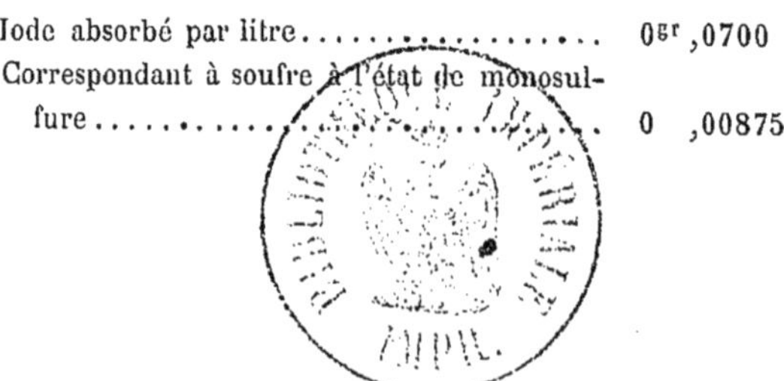

2° Eau du réservoir.

Iode absorbé par litre....................	0^{gr},0326
— après chlorure de baryum....	0 ,0250
— après désulfuration..........	0 ,0100

d'où l'on conclut :

Iode absorbé par les carbonates et les silicates.	0 ,0076
— par l'hyposulfite...............	0 ,0100
— par les sulfures...............	0 ,0150

d'où l'on déduit :

(*a*) Soufre à l'état d'hyposulfite...........	0 ,0050
(*b*) Soufre équivalent à l'iode des sulfures..	0 ,0037
(*c*) Double du chiffre précédent (*b*)........	0 ,0037
Somme de *a* et de *c*...............	0 ,0087

On retrouve encore le soufre total de la source, bien que les proportions relatives des deux sels soient très-différentes. L'action oxydante a été plus profonde ; la formation de l'hyposulfite a été poussée beaucoup plus loin. La loi se vérifie avec la même exactitude.

3° *Bain préparé.*

Voici maintenant, d'après Martin, l'application de la même loi à la détermination de la formule réelle du bain de Bonnes.

Après avoir essayé l'eau du réservoir ainsi qu'il a été indiqué plus haut, Martin fit préparer un bain en y ajoutant l'eau chaude suffisante, c'est-à-dire un quart d'eau chaude à 70 degrés, et trois quarts d'eau froide à 26 degrés, pour obtenir un mélange à 35 degrés et demi.

Les essais donnèrent le résultat suivant :

<pre>
Iode absorbé par litre, essai brut...........   0ᵍʳ,0272
        —   après chlorure de baryum.....   0 ,0228
        —   après désulfuration..........   0 ,0038
</pre>

d'où l'on peut conclure :

<pre>
Iode absorbé par les silicates et carbonates.. 0ᵍʳ,0044
        —   par l'hyposulfite.............   0 ,0038
        —   par les sulfures..............   0 ,0190
</pre>

on a donc par litre :

<pre>
(a) Soufre à l'état d'hyposulfite...........   0 ,0019
(b) Soufre équivalent à l'iode des sulfures..   0,0024
(c) Double du chiffre précédent (b)........   0 ,0048
              Somme de a et de c.........   0 ,0067
</pre>

Ainsi donc cette somme donne seulement 0ᵍ, 0067 au lieu de 0ᵍʳ,0089 que contenait le litre d'eau prise à la source.

Mais si l'on se rappelle que l'eau chaude doit être considérée comme ayant perdu ses sels sulfureux qui ont été ramenés à l'état de sulfate, on voit que les réactions sulfhydrométriques ne sont appliquées qu'aux trois quarts de litre provenant de l'eau à 26 degrés, et que le quart de litre d'eau à 70 degrés a dû rester inactif, sauf en ce qui concerne l'iode absorbé par les silicates et les carbonates, qui, en effet, n'a pas varié. On ne doit donc retrouver que le soufre contenu dans trois quarts de litre d'eau sulfureuse.

D'après les expériences citées plus haut et d'après les chiffres qui en résultent, on peut voir que trois quarts de litre d'eau du réservoir contenaient :

<pre>
Soufre à l'état d'hyposulfite..............   0ᵍʳ,0009
Soufre à l'état de bisulfure..............   0 ,0058
          Ce qui donne un total de........   0 ,0067
</pre>

après le mélange, on a par litre :

Soufre à l'état d'hyposulfite...............	0^{gr},0019
Soufre à l'état de bisulfure...............	0 ,0048
Ce qui donne un total de..........	0 ,0067

La coïncidence remarquable de ces résultats montre à la fois que le quart de litre d'eau chaude était réellement désulfuré, et que le seul effet produit par l'échauffement sur l'eau du réservoir a été une nouvelle oxydation, c'est-à-dire le passage d'une nouvelle quantité de bisulfure à l'état d'hyposulfite. Ainsi donc, en combinant des observations de température avec les indications ordinaires de la sulfhydrométrie, Martin était arrivé à déterminer ce que l'on ignorait avant lui, c'est-à-dire la composition d'un bain de Bonnes. C'est-à-dire qu'un bain de 300 litres de Bonnes contient par litre 0^{gr},0074 d'hyposulfite de soude cristallisé. ($NaO, S^2O^2 + 5HO$) et $0^{gr}0082$ de bisulfure de sodium (NaS^s) — et, d'après moi de sodium et de calcium — ; c'est-à-dire pour le bain de 300 litres, 2^{gr},22 d'hyposulfite et 2^{gr},46 de bisulfure.

4° *Réservoir de la source Vieille.*

Voici un exemple qui montrera la limite dans laquelle se produisent les altérations à la buvette, et aussi le temps nécessaire à la désulfuration de l'eau des baignoires au contact de l'air libre.

1° *Essai de la buvette.* — Température, 31°,5.

Iode absorbé après chlorure de baryum.....	0^{gr},0650
— après désulfuration..........	0 ,0010

d'où l'on conclut :

Soufre à l'état de monosulfure............	$0^{gr},0080$
Soufre à l'état d'hyposulfite.............	$0,0005$
Total........	$0,0085$

2° On a rempli de l'eau du réservoir la baignoire n° 8 et l'on a obtenu alors les résultats suivants :

Iode absorbé par litre...................	$0^{gr},0363$
— avec chlorure de baryum.....	$0,0310$
— après désulfuration..........	$0,0030$

d'où l'on conclut :

Iode absorbé par les silicates.............	$0^{gr},0053$
— par l'hyposulfite.............	$0,0030$
— par les sulfures.............	$0,0280$

on a donc pour le soufre correspondant :

(a) Soufre à l'état d'hyposulfite............	$0^{gr},0015$	
(b) Soufre à l'état de sulfure.............		$0,0035$
(c) Double du soufre de b..............	$0,0070$	
Somme de a et de c..........	$0,0085$	

Cette eau, abandonnée dans une baignoire pendant vingt-quatre heures, le cabinet restant fermé, avait perdu la couleur verdâtre caractéristique des polysulfures et elle était devenue opaline.

A ce moment, l'essai brut au sulfhydromètre donnait :

Iode absorbé par litre...................	$0^{gr},0056$
— après désulfuration..........	$0,0053$

Cet essai paraît suffisant pour établir qu'il n'y avait plus de sulfures dans l'eau en proportions appréciables, mais seulement une certaine quantité d'hyposulfite.

Si quelque chose peut surprendre, disait déjà Martin en
1862, et, répéterai-je après lui, c'est *l'exactitude des vérifications.*

Et M. Filhol prétend que le procédé est inexact!!!

L'exactitude des vérifications n'est certainement pas for-
tuite : et, je ne crains pas de le dire pour l'auteur de la découverte, pour Louis Martin, elle est la traduction d'une loi
exacte ; mais, suivant les cas de composition des sources,
entraînant telle modification qui ne change en rien le fond
du principe.

Dans les cas que je viens de passer en revue, ainsi que
Martin me l'avait fait observer bien des fois, le titre absolu
des liqueurs aurait pu être inexact sans que les résultats
fussent affectés, puisque les quantités Z,s,S, sont simple-
ment proportionnelles aux volumes de liqueur titrée em-
ployés dans les différents essais, et que les poids absolus ne
figurent pas dans l'équation qui les lie.

Bien que M. Filhol ait donné dans le travail que je combats (1) une série de formules chimiques établissant les
réactions qui ont lieu dans les eaux sulfureuses, je considère
comme un complément de mon devoir de donner les formules
établies par L. Martin, et qui montreront que le savant ingénieur avait parfaitement prévu toutes les difficultés que
M. Filhol lui reproche injustement de n'avoir pas su surmon-
ter en étudiant la décomposition de l'eau de Bonnes au contact de l'oxygène, et en lui disant qu'il a eu tort d'appliquer
son procédé à toutes les sources.

L'eau sulfureuse de Bonnes au griffon contient des traces
minimes de silicate de soude ; mais elle contient de l'acide

____

(1) *Revue médicale de Toulouse,* n° 8, p. 229 et suivants; 1868.

silicique libre. En arrivant dans le réservoir, au contact de l'air libre, l'eau subit une oxydation incomplète déterminée par l'affinité acide de la silice. La moitié seulement du sodium est oxydée et donne du silicate de soude; la proportion du soufre combinée au reste du sodium se trouve doublée et il se forme du bisulfure de sodium.

$$2NaS + O + SiO^3 = NaO,SiO^3 + NaS^2.$$

Ainsi le bisulfure de sodium et le silicate de soude sont les premiers sels formés. Bien que la silice soit en excès, elle ne produit pas une réaction plus profonde, ce qui peut être attribué à la température modérée du réservoir. On sait, en effet, et je l'ai déjà indiqué plus haut, d'après M. Filhol, que seulement dans les eaux très-chaudes et très-siliceuses, il y a décomposition de l'eau et formation d'acide sulfhydrique.

$$NaS + HO + SiO^3 = NaO,SiO^3 + HS.$$

Cet acide sulfhydrique, en présence de l'air humide, se décompose et donne les cristallisations de soufre qui se déposent dans les conduits de Luchon et les réservoirs d'Ax.

Martin avait parfaitement compris que, dans ces cas, la réaction est essentiellement différente de celle qui se passe aux Eaux-Bonnes. Et, en adoptant le dosage de la silice de 1861 par M. Filhol, comme exact, il lui avait été permis de se demander s'il fallait voir dans ces réactions différentes seulement le résultat d'une différence de température.

En effet, la silice libre contenue dans l'eau se trouve exactement le double de la silice nécessaire pour former avec le sodium du sulfure un silicate neutre de soude. Il en résulte que, lorsque la réaction qui donne naissance au bisulfure est terminée, la soude formée et l'acide silicique constituent un silicate défini dont la formule est $Nao,4SIO^3$. Martin pensait donc qu'il serait plus exact de représenter la réaction par la formule suivante :

$$2NaS + O + 4SiO^3 = NaO,4SiO^3 + NaS?$$

Ce n'est pas le moment de discuter ici cette formule. Je me contenterai de dire que je ne lui donne pas mon approbation; car, l'eau contenant du sulfure de calcium, la réaction ne peut pas se passer d'une manière aussi simple. Il faudrait connaître exactement, pour arriver à une formule exacte, la composition des dépôts formés dans les bassins de Bonnes. J'ai examiné ces dépôts avec mon savant ami dès 1862, et je ne possède pas encore des données suffisantes pour dire quelle est leur composition exacte. Mais *ils nous ont paru* contenir du silicate de chaux ; ce qui montre que les quatre équivalents de silice ne sont pas combinés seulement avec la soude ; il se forme d'après moi un silicate de chaux aux dépens d'une partie de ces quatre équivalents de silice et de la chaux du sulfure. Reste à savoir dans quelles proportions se forment les deux silicates.

Quoi qu'il en soit, il reste bien établi qu'il se forme un silicate soluble, probablement ayant pour base la soude ; mais pouvant aussi se trouver combiné avec la chaux, ce qui ne change rien au raisonnement et aux équations de Martin.

Mais la transformation du monosulfure ne s'arrête pas au bisulfure. Celui-ci fixe de l'oxygène pendant qu'il est dans les réservoirs, d'une manière lente, il est vrai, mais il arrive à former de l'hyposulfite.

$$NaS^2 + 3O = NaO,S^2O^2.$$

Si nous nous basons sur le raisonnement de Martin, il est aisé de calculer le volume d'air nécessaire pour la transformation de tout le sulfure de la source en silicate et hyposulfite.

« Il faut, en effet, quatre équivalents d'oxygène pour deux
» de soufre, c'est-à-dire un poids égal, l'équivalent du
» soufre étant double de celui de l'oxygène.

» C'est donc par litre 0^{gr},88 d'oxygène ou 6^{cc},43 corres-
» pondant à 30^{cc},9 d'air. Ainsi, pour un mètre cube, 31 litres
» d'air représentent un excès d'oxygène. La couche d'air,
» qui est en contact avec l'eau des réservoirs, offre toujours
» un volume relatif plus considérable, sans tenir compte de
» l'oxygène que l'eau a dû dissoudre pendant qu'elle dépla-
» çait l'air de la capacité totale du réservoir. Malgré ce grand
» excès d'oxygène, l'altération n'est jamais très-profonde
» dans les réservoirs. »

C'est ce fait qui avait fait penser à Martin que l'air non renouvelé devenait inactif au bout d'un certain temps, bien que l'oxygène y fût encore en excès.

Ainsi donc, aux Eaux-Bonnes, les réactions dans l'eau des réservoirs se bornent aux deux que Martin avait parfaitement su saisir.

1° Transformation de tout le monosulfure en bisulfure avec production de silicate ;

2° Fixation d'oxygène sur une partie de bisulfure qui se transforme en hyposulfite.

« Je suis fort porté à croire, a écrit Martin, qu'il en sera
» de même dans toutes les eaux sulfurées sodiques qui ne
» dégagent point d'acide sulfhydrique, et où il se forme de
» l'hyposulfite. »

Je déclare donc de la manière la plus sérieuse : que

M. Filhol n'a fait au procédé de Martin qu'une série de re-proches immérités ; et que son ignorance complète des travaux inédits de ce savant ingénieur aurait dû le rendre plus juste et plus réservé.

M. Filhol, en effet, reproche (1) à Martin d'avoir considéré le soufre manquant dans l'essai sur le polysulfure comme une perte apparente et non réelle. Pour M. Filhol, cette perte est réelle et non apparente. L'exemple de Luchon, avec les encroûtements de soufre dans les caniveaux, sert au professeur de Toulouse de point de départ pour motiver cette accusation contre Martin.

Il n'en faut pas davantage pour montrer que M. Filhol ignorait complétement le travail si ingénieux de Martin, ou bien pour prouver que son reproche est purement gratuit.

A chaque instant, en effet, les notes de Martin, ses écrits indiquent qu'il ne confondait pas les eaux contenant de l'acide sufhydrique libre et celles qui n'en contiennent pas ; plusieurs fois j'ai rapporté ses propres affirmations à ce sujet :

« 1° *S'il est vrai qu'il ne se dégage pas d'acide sulfhy-*
» *drique aux Eaux-Bonnes....* »

« 2° *Cet acide sulfhydrique, en présence de l'air humide,*
» *se décompose et donne les cristallisations de soufre qui se*
» *déposent dans les conduits de Luchon et dans les réser-*
» *voirs d'Ax....* »

« 3° *Je suis fort porté à croire qu'il en sera de même*
» *dans toutes les eaux sulfurées sodiques qui ne dégagent*
» *point de l'acide sulfhydrique et où il se forme de l'hypo-*
» *sulfite.* »

(1) *Revue médicale de Toulouse*, n. 8, p. 228 ; 1868.

« 4° *Il ne se dégage point d'acide sulfhydrique à
» Bonnes.* »

Mais M. Filhol ne se contente pas de faire à Martin des
reproches qu'il ne méritait pas ; il se condamne lui-même
par ses propres expériences.

En effet, examinons avec **L.** Martin l'action de l'air limité
sur les eaux de Cauterets et de **Saint-Sauveur.**

Et tout d'abord, il faut faire une remarque essentielle : Ces
eaux ne sont pas les mêmes que celles de Bonnes. Les analyses de M. Filhol lui-même le prouvent.

Dans l'eau de Bonnes, la silice est à l'état libre. tandis
que, dans les eaux de Cauterets et de **Saint-Sauveur,** elle est
entièrement ou à peu près à l'état de *silicates,* comme l'a
démontré M. Filhol. Dès lors, la réaction principale qui se
passait aux Eaux-Bonnes, ne peut plus avoir lieu ; la silice
engagée dans des silicates neutres n'a plus d'affinité acide
qui détermine la formation du bisulfure. L'acide carbonique
de l'air est apte, comme l'on sait, à jouer le même rôle. Il
détermine, en effet, la formation du carbonate de soude et
du bisulfure de sodium. Mais, comme il est dans l'air en proportion minime, l'eau ne pourra le soutirer que peu à peu de
l'atmosphère. Au lieu d'une transformation rapide, simultanée de la masse de monosulfure en bisulfure, il doit y avoir
transformation lente et progressive ; et comme l'oxygène est
toujours en grand excès par rapport à l'acide carbonique, ce
bisulfure, au fur et à mesure de sa production, doit se trans-
former en hyposulfite, de sorte que l'eau des réservoirs, exa-
minée à un moment quelconque, doit représenter un mélange
de monosulfure et d'hyposulfite représentant tout le soufre de
la source.

Cette vérification peut être faite par une série d'expériences directes, et, mieux encore, pour convaincre complétement M. Filhol, par le résultat des analyses faites en 1861 par M. Filhol lui-même et par M. O. Réveil. La concordance des faits avec la théorie sera d'autant plus probante que les observateurs ne pourront être soupçonnés d'idée préconçue. Ni l'un ni l'autre n'avaient eu la moindre idée des faits découverts et annoncés par L. Martin.

Voici les chiffres indiqués par ces deux chimistes et *leur signification* :

Source César. — A la buvette.

Sulfure de sodium...................... 0^{gr},0233
D'où soufre........................... 0 ,0096

IODE ABSORBÉ PAR LITRE.	ÉTABLISSEMENT D'EN HAUT. (Baignoire n° 5.)	ÉTABLISSEMENT D'EN BAS. (Baignoire.)
	Gr.	Gr.
Essai brut........................	0,0460	0,0450
Essai après chlorure de baryum.....	0,0440	0,0400
Essai après désulfuration...........	0,0120	0,0120
D'où l'on conclut :		
Iode absorbé par les carbonates et les silicates...................	0,0050	0,0050
Iode absorbé par l'hyposulfite.......	0,0120	0,0120
Iode absorbé par le sulfure.........	0,0290	0,0280
Et par conséquent :		
Soufre à l'état d'hyposulfite........	0,0060	0,0060
Soufre à l'état de monosulfure......	0,0036	0,0035
Total.........	0,0096	0,0095

On retrouve donc, comme cela devait être, la totalité du soufre contenu à l'état de sulfure au griffon.

2° Source des Espagnols.

Sulfure de sodium au griffon............. 0^{gr},0096
D'où soufre.......................... 0 ,0095

IODE ABSORBÉ PAR LITRE.	BAIGNOIRE.	SALLE DE PULVÉRISATION. (Eau non pulvérisée.)
	Gr.	Gr.
Essai brut......................	0,0480	0,0640
Essai après chlorure de baryum.....	0,0400	0,0620
Essai après désulfuration..........	0,0120	0,0050
D'où l'on conclut :		
Iode absorbé par carbonates et silicates.	0,0080	0,0020
Iode absorbé par l'hyposulfite......	0,0120	0,0050
Iode absorbé par le sulfure........	0,0280	0,0570
Par conséquent :		
Soufre à l'état d'hyposulfite........	0,0060	0,0025
Soufre à l'état de monosulfure......	0,0035	0,0071
Total.........	0,0095	0,0096

On voit encore dans ce cas avec quelle exactitude la vérification se fait. Elle est ici d'autant plus intéressante que l'on a affaire à deux états de l'eau aussi différents que possible, l'oxydation étant dans un cas bien plus profonde que dans l'autre.

Ainsi donc, quoi qu'ait voulu dire M. Filhol contre les procédés inventés par feu Louis Martin, pour connaître l'état des sels sulfureux d'une source, dans diverses manières d'être de l'eau de cette source, il n'en reste pas moins démontré que ces procédés sont d'une exactitude parfaite et que leurs résultats sont inattaquables.

Martin avait prévu toutes les difficultés qui pouvaient se présenter ; et, si M. Filhol a pu modifier le moyen d'analyse

pour le cas prévu par Martin où l'eau contient de l'acide sulfhydrique libre, tout l'honneur de la découverte du fait revient au regrettable ingénieur que M. Filhol, après avoir
loué en 1863, cherche aujourd'hui à taxer d'inexactitude et
d'incorrection.

N'était-ce pas un devoir, pour l'ami le plus intime et le
plus cher de feu Martin, de défendre contre un coupable em-
piètement les droits scientifiques que lui avaient acquis ses
recherches et ses labeurs?

Ce n'est pas pour moi le moment de mettre en regard des
résultats de L. Martin ceux qui proviennent de mes recherches. J'en ferai le sujet d'un travail spécial.

J'arrive maintenant aux expériences sur le sulfure de zinc,
qui, paraît-il, m'auraient conduit à des résultats tels que :
« l'*énormité de* mon *erreur* » aurait mis M. Filhol (1) «*dans*
» *la pénible alternative de supposer que j'ai décrit dans*
» *tous ses détails une expérience que je n'aurais pas faite,*
» *ou de supposer que j'ignore la manière de procéder à des*
» *expériences de chimie, au point de trouver un degré égal*
» *à* 0, *là où il aurait fallu trouver* 12 000 *divisions du sulf-*
» *hydromètre.* »

Puisqu'il faut répondre à de semblables « énormités »,
l'expérience suivante, que j'ai déjà relatée (2), mais dont je
vais donner les détails plus précis, va prouver que ni ma
« bonne foi », ni ma « manière de procéder à des expériences
» de chimie », ne sont en défaut.

Je disais, dans le mémoire attaqué par M. Filhol : « J'ai
» préparé au griffon de la source Vignerie, à Ax, jusqu'à

<hr>

(1) *Revue médicale de Toulouse,* n° 8, p. 230 ; 1868.
(2) *Annales de la Société d'hydrologie de Paris.* 1868.

» 5 grammes environ de sulfure de zinc, que j'ai jetés sur un
» filtre. Après avoir abondamment lavé ce sulfure avec l'eau
» distillée, soit chaude, soit froide, j'ai repris ce même sel
» dans de l'eau ayant des températures entre 15 et 50 degrés
» centigrades ; les essais sulfhydrométriques faits sur cette
» eau m'ont toujours donné 0, ou à peu près. *Je ne puis*
» *donc admettre que le sulfure de zinc frais absorbe de l'iode*
» *comme les sulfures alcalins.* »

Je puis répéter encore exactement la même phrase, et je
m'engage à prouver et à montrer, *devant un jury compétent*,
que le sulfure de zinc produit en précipitant dans une eau
quelconque d'Ax le soufre du sulfure de sodium par l'acétate de zinc, n'absorbe que des quantités nulles ou insigni-
fiantes d'iode. Voici comment j'opère :

Je précipite à l'état de sulfure de zinc (ZnS) le soufre de
l'une des sources d'Ax (6 litres, par exemple).

Je jette le ZnS ainsi produit sur un filtre ; je lave avec de
l'eau distillée froide (22 degrés). Après cela, je reprends ce
ZnS dans l'eau distillée et je traite, après avoir ajouté de
l'amidon, par la liqueur iodée de M. Filhol titrée à deux
dixièmes.

Je trouve un titre sulfhydrométrique correspondant
à $0^{gr},0015$ sulfure de sodium ; c'est-à-dire que le ZnS a
absorbé 25 divisions du sulfhydromètre, ou 5 divisions seulement en employant la liqueur type de M. Filhol. Je prépare
de la même manière du ZnS avec 6 litres de la même
eau ; je filtre ; je porte à une température de 50 degrés, et
j'obtiens un degré sulfhydrométrique égal à $0^{gr},0032$, c'est-
à-dire que le sulfure de zinc a absorbé 10 divisions du sulfhydromètre avec la liqueur type de M. Filhol. Or, le sulfure
de zinc sur lequel j'ai opéré représente en poids $0^{gr},156$. Ces

0^{gr},156 de ZnS ayant absorbé 5 divisions du sulfhydromètre à 22°, 5 grammes de ZnS à la même température absorberont 160 divisions, c'est-à-dire que le degré sulfhydrométrique deviendra 0^{gr},044 de sulfure de sodium. En admettant, d'après les chiffres précédents, que le même ZnS à 50 degrés absorbe 220 à 230 divisions du sulfhydromètre, ce qui semble bien être un maximum, nous aurons encore une différence énorme entre les 230 divisions absorbées en réalité et les 12,000 que M. Filhol prétend devoir être et même avoir été absorbées dans son expérience théorique.

Je ferai remarquer aussi que je n'ai jamais donné les 5 grammes comme ayant constamment servi de base à mes analyses. Je me suis contenté de dire que, dans quelques cas, ces expériences ont porté sur 5 grammes de ZnS.

J'accepte très-bien que les 5 grammes de ZnS finissent par absorber de l'iode en quantité si l'on maintient le liquide qui le tient en suspension à une température supérieure à 50 ou 60 degrés.

Mais ce n'était pas là la question. M. Filhol l'a complétement dénaturée.

Ce que je voulais faire ressortir surtout des expériences que j'ai poursuivies à plusieurs reprises, c'est que *lorsqu'on prépare du ZnS avec un litre d'eau d'une source d'Ax, après avoir filtré et lavé ce ZnS avec de l'eau distillée, il n'absorbe plus d'iode.* LE DEGRÉ SULFHYDROMÉTRIQUE EST DONC ÉGAL A 0.

C'est là ce que je m'engage à montrer expérimentalement à MM. Filhol et Lefort devant tel jury compétent qu'il leur plaira de choisir. Je m'engage de plus à leur faire voir que si l'on désulfure à la source un litre d'eau sulfureuse, avec de l'acétate de zinc et qu'on prenne le degré sulfhydrométrique de

cette eau *non filtrée*, on obtiendra, à 2 ou 3 dixièmes de milligramme près, le même degré sulfhydrométrique sur un litre
d'eau exactement dans des conditions semblables et conservé
trois ou quatre jours. Preuve incontestable que le sulfure de
zinc frais et celui qui ne l'est **pas** se comportent exactement
de la même façon.

Si ces savants acceptent mon offre, on pourra facilement
se convaincre si « l'énormité de l'erreur » retombe sur les
expériences de M. Filhol ou sur les miennes.

J'arrive maintenant au grave reproche que m'adresse mon
ancien maître : « M. Garrigou, dit M. Filhol, admet en-
» core que, lorsqu'on fait un essai sulfhydrométrique sur
» l'eau sulfureuse traitée par l'acétate de zinc, sans avoir la
» précaution de filtrer, il y a une certaine quantité d'iode ab-
» sorbée. Mais ce n'est pas le sulfure de zinc frais qui ab-
» sorbe cet iode ; c'est l'acide sulfhydrique naturellement
» contenu dans l'eau sulfureuse et qu'il est facile de recon-
» naître avec un sel de plomb. »

Pour réfuter mon dire, M. Filhol se « fonde à la fois sur
» l'expérience et sur ce qui est enseigné par les savants les
» plus éminents » : L'acide sulfhydrique ne peut exister en
présence d'un sel soluble de zinc.

Quant à ce qui regarde l'*expérience*, le professeur de
Toulouse ne cite les essais de personne, pas même ceux qu'il
aurait pu et dû faire lui-même.

Ce n'est pas ainsi que, pour ma part, j'ai cru devoir procéder.

Voici mes essais :

J'ai préparé du ZnS avec 5 litres d'eau de la source

Majeure (au Couloubret à Ax). Je l'ai jeté sur un filtre et je l'ai lavé à l'eau froide.

Essayé avec la liqueur d'iode de M. Filhol, le degré sulfhydrométrique a été 0. — Le ZnS de 5 autres litres d'eau sulfureuse mis en contact avec du sulfate de plomb dans de l'eau à 20 degrés, n'a donné aucun précipité noir. — Le ZnS préparé avec 5 autres litres d'eau sulfureuse ayant été mis en contact avec du nitrate d'argent, il s'est formé un précipité noir de sulfure d'argent. — Le ZnS préparé avec 5 autres litres d'eau sulfureuse mis en contact avec de l'acétate de plomb, a donné un précipité de sulfure de plomb. D'où je conclus : 1° L'influence de l'iode sur le sulfure de zinc frais est nulle; 2° celle du sulfate de plomb est nulle aussi; 3° l'azotate d'argent donne avec le sulfure de zinc un précipité de sulfure d'argent; 4° l'acétate de plomb mis en présence du sulfure de zinc frais donne un précipité de sulfure de plomb.

En conséquence, les sels solubles de plomb et d'argent, en présence du sulfure de zinc, donnent un précipité de sulfure de plomb et d'argent.

Le sulfate de plomb (sel insoluble), qui, en présence du sulfure de sodium, se conduit comme un sel soluble et forme du sulfure de plomb et du sulfate de soude, est cependant sans action sur le sulfure de zinc. — Donc, le sulfure de zinc frais, et filtré et lavé, ne se comporte pas comme les sulfures alcalins. — L'iode n'ayant aucune action sur le sulfure de zinc frais, filtré et lavé, il s'ensuit que le sulfure de zinc ne se comporte pas non plus vis-à-vis de l'iode comme les sulfures alcalins. MM. Lefort et Filhol ont donc tort d'attribuer au sulfure de zinc la propriété de se comporter comme un sulfure alcalin soluble.

Examinons maintenant si l'acide sulfhydrique ne joue pas un rôle réel et important dans les sources d'Ax, et si ce n'est pas à lui qu'on doit une partie des réactions obtenues au moyen de la sulfhydrométrie.

J'ai additionné un litre d'eau de la source Majeure de sulfate de plomb ; il s'est fait un précipité noir de sulfure de plomb.

D'après la formule de M. Filhol, on a :

$$PbO,SO^3 + NaS = NaO,SO^3 + PbS.$$

Après avoir obtenu ce précipité, j'ai pris directement dans cette eau, sans la filtrer, le degré sulfhydrométrique. L'eau a absorbé $22^{c.c.}$ de la liqueur de M. Filhol titrée aux $\frac{2}{10}$. La même opération répétée sur un litre de la même eau désulfurée par l'acétate de zinc a donné un degré sulfhydrométrique égal aussi à 22 degrés d'iode. La même opération répétée enfin sur un litre d'eau désulfurée avec du sulfate de cuivre a donné un degré sulfhydrométrique égal à 22° 5 d'iode.

Si nous transformons ces chiffres exprimant le volume en chiffres exprimant le poids du soufre correspondant à l'iode et calculé en sulfure de sodium, nous avons :

Essai brut de la source.....................	$0^{gr},0190$
— après chlorure de baryum...........	0 ,0171
— après sulfate de cuivre..............	0 ,0139
— après acétate de zinc...............	0 ,0136
— après sulfate de plomb..............	0 ,0136

Puisque MM. Lefort et Filhol trouvent que je me suis trompé en faisant intervenir l'acide sulfhydrique dans ces réactions, je consens volontiers à me rendre à leurs observations, pourvu cependant qu'ils veuillent bien me montrer par des expériences que ce n'est pas l'acide sulfhydrique qui absorbe l'iode d'une manière aussi régulière, et pourvu qu'ils me disent d'où provient le degré sulfhydrométrique si constant dans les trois derniers essais sur l'eau désulfurée et non filtrée.

Serait-ce encore le sulfure de cuivre et le sulfure de plomb qui seraient les sources de cette absorption d'iode ?

M. Filhol m'a enfin reproché d'admettre que « l'acétate » de zinc et l'acide sulfhydrique libre peuvent exister dans » un même liquide ».

Je regrette encore de ne pas être d'accord avec lui à ce ujet ; mais j'ai suivi, pour soutenir mon opinion, celle d'un *médecin, chimiste et géologue* du plus haut mérite, le docteur Sterry-Hunt, de Montréal (Canada), membre de la société royale de Londres et du geological survey of Canada.

Le professeur de Toulouse n'a peut-être pas eu encore le temps de puiser dans les œuvres si remarquables du savant anglais des renseignements hydrologiques et chimiques précieux. Aussi est-il excusable d'ignorer que M. Sterry-Hunt a fondé un procédé de recherche de l'acide sulfhydrique libre dans les eaux sulfureuses sur la propriété que possède ce dernier de se dégager, lorsqu'on désulfure une eau sulfureuse au moyen d'un sel soluble de zinc ou par le protochlorure de fer.

Je vais transcrire complétement le passage dans lequel j'ai puisé ce renseignement, en mettant à côté la traduction. Je pourrais même ajouter, si ce n'était du superflu, une lettre du célèbre savant dans laquelle il m'indique ce même procédé comme le plus sûr et le plus commode.

» Two questions then suggest themselves in the analysis of this water (of Botwel) : the first as to relative proportions of *sulphid of hydrogen* and the monosulphid of fixed bases, and the second as to the base or bases of these fixed sulphids.

» To resolve the first question, the following method is now proposed : add to one measured portion of the water, at the spring, an acide solution of terchlorid of arsenic, by which the whole amount of sulphid in the water may be determined. To another portion add a neutral solution of chlorid of zinc or protochlorid of iron, which will precipitate the sulfur of the fixed sulphids only, *liberating the sulphid of hydrogen.* Having removed this by boiling, or by filtration, the insoluble metallic sulphid might be treated with a mixture of a solution of terchorid of arsenic and hydrochloric acide, by which means its sulphur would be obtained as sulphid of arsenic whose weight as compared with that from the former determination, whould show the quantities both of fixed and volatil sulphid in the water. In connection with this, a determination of the solvent power of the recent water for tersulphid of arsenic would afford the means of solving the second question.

Deux questions se présentent d'elles-mêmes dans l'analyse de cette eau (de Botwel) : la première, relative aux quantités d'hydrogène sulfuré et de monosulfure des bases fixes, et la seconde relative à la base ou aux bases de ces sulfures fixes.

Je propose la méthode suivante pour résoudre la première question. Ajoutez à une quantité déterminée d'eau prise au griffon, une dissolution acide de trichlorure d'arsenic qui permettra de déterminer la quantité de sulfure de l'eau. Ajoutez à une autre portion de cette eau une solution neutre de chlorure de zinc ou de protochlorure de fer, qui ne précipitera que le soufre des sulfures fixes, mettant l'hydrogène sulfuré en liberté. Ayant fait disparaître ce dernier en faisant bouillir l'eau ou en la filtrant, on pourra traiter le sulfure métallique insoluble par un mélange de trichlorure d'arsenic et d'acide chlorhydrique : de cette façon, on obtiendra ce sulfure à l'état de sulfure d'arsenic, dont le poids comparé à celui de l'opération précédente, fera connaître les les quantités d'acide sulfhydrique libre et de sulfure fixe contenues dans cette eau.....

Ainsi donc, si j'avais avancé que l'acide sulfhydrique libre peut exister en présence d'un sel soluble de zinc, ce n'est pas de ma propre autorité, mais bien en m'appuyant sur l'assertion d'un savant dont les travaux sont, à coup sûr, aussi connus que ceux de M. Filhol.

Ainsi, d'après ce procédé, et m'étant assuré par moi-même que le sulfure de zinc frais n'absorbe pas de l'iode, j'ai été autorisé à dire que l'absorption de l'iode dans un essai sulfhydrométrique sur de l'eau désulfurée par un sel soluble de zinc et non filtrée, était due, non au sulfure de zinc, mais bien à l'acide sulfhydrique resté libre dans cette eau. Si j'ai commmis une erreur, je n'aurais guère à m'en préoccuper, puisque M. Sterry-Hunt l'aurait commise avec moi.

Je suis très-heureux, je pourrais mieux dire, très-étonné, de voir M. Filhol m'approuver lorsque je reproche à M. Lefort d'avoir soutenu que le sulfure de zinc était soluble dans l'eau. Mais puisque M. Lefort, chimiste bien plus ancien et bien plus expérimenté que moi, se permet de commettre une erreur aussi considérable, pourquoi M. Filhol n'a-t-il pas traité cette erreur réelle avec une sévérité aussi grande que celle qu'il a développée à mon sujet pour des erreurs que je n'avais pas commmises et que, cependant, il m'a attribuées ?

N'ai-je pas été respectueux envers la science et le savoir de mon ancien maître pour que le professeur de Toulouse fasse naître sans cesse l'occasion de m'accabler injustement?

M. Filhol, pour achever son œuvre, dit en terminant le mémoire auquel je réponds :

« Je ferai connaître plus tard mon opinion sur les expé-
» riences de M. Garrigou, relatives à la production des sul-
» fures alcalins dans les eaux sulfureuses d'Ax, conservées
» pendant quelques mois à l'abri de l'air. Les recherches
» que j'ai entreprises à cet égard trouveront leur place dans
» un travail général sur la composition chimique des eaux
» d'Ax, que je me propose de publier dans quelque temps. »

Mon ancien maître peut être certain que son « élève de prédilection » ne redoute d'aucune manière les jugements loyaux et désintéressés.

Si M. Filhol doit mettre dans le travail qu'il annonce une impartialité égale à son savoir, il peut commencer son œuvre. La science hydrologique y gagnera, à coup sûr ; la station d'Ax, que je voudrais voir à tout prix atteindre le rang qu'elle mérite, n'aura qu'à se louer des recherches chimiques auxquelles sera attaché un nom scientifiquement considérable, et je m'empresserai d'avouer et de corriger les erreurs *réelles* que mon ancien maître pourra me signaler.

Ax, le 16 septembre 1868.

FIN

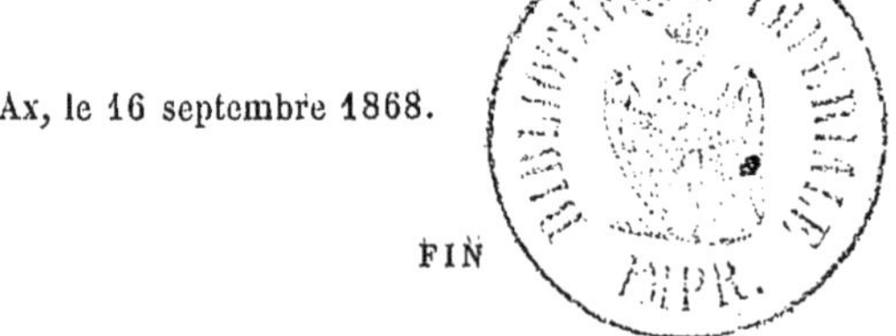

Paris. — Imprimerie de E. MARTINET, rue Mignon, 2.